PAPÁ,
CUÉNTAME DE TI

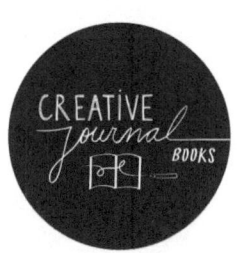

Copyright © Bubbles Books Ltd, 2023
Diseño y maquetación: Rocío Machuca García
Ilustración y diseño de cubierta: Silvia Roma

Reservados todos los derechos. Queda rigurosamente prohibida,
sin la autorización escrita de los titulares del "Copyright",
bajo las sanciones establecidas en las leyes, la reproducción parcial
o total de esta obra por cualquier medio o procedimiento, incluidos
la reprografía y el tratamiento informático, así como la distribución
de ejemplares mediante alquiler o préstamos públicos.

A MI PAPÁ:

Puedes añadir una dedicatoria, si quieres

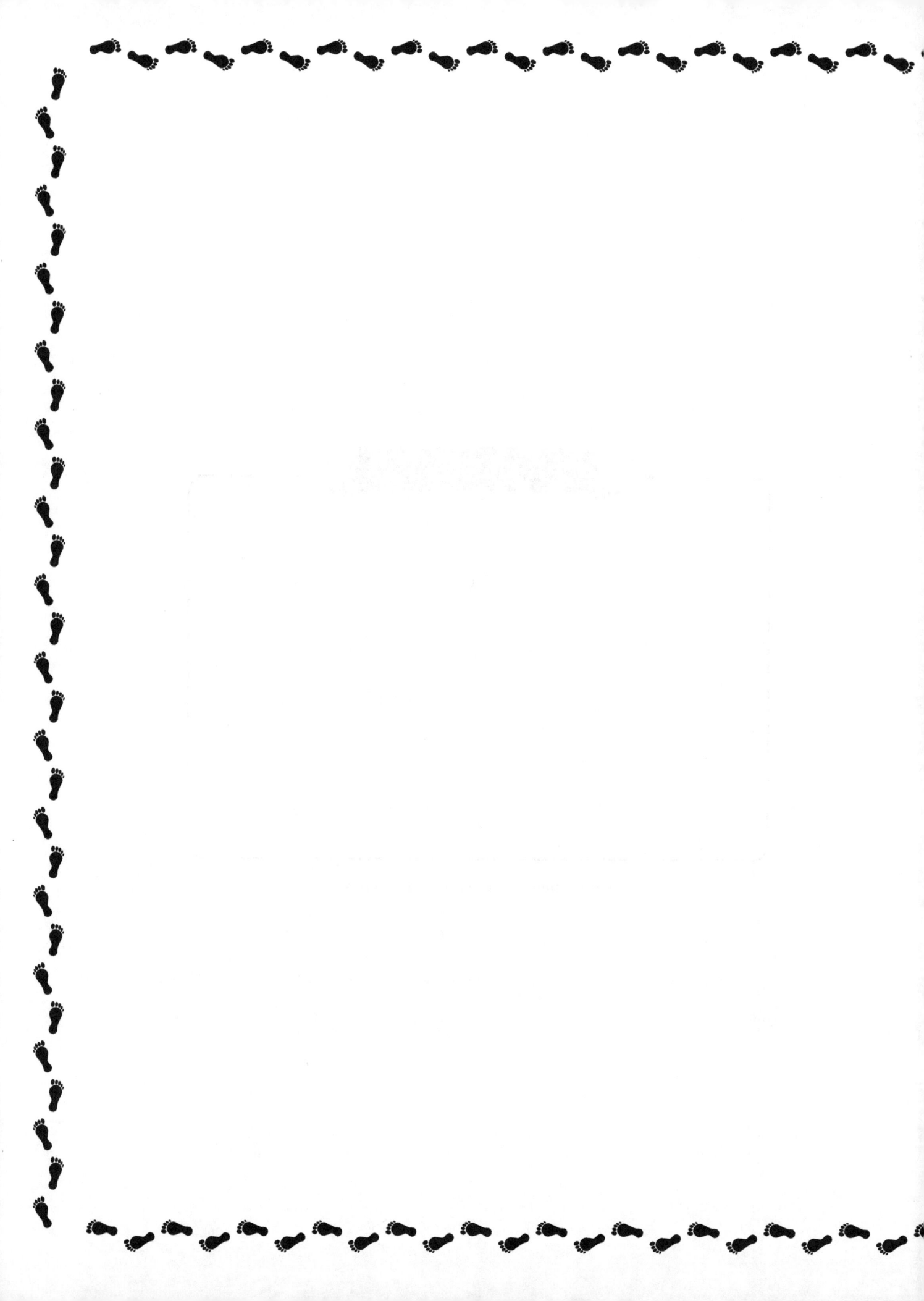

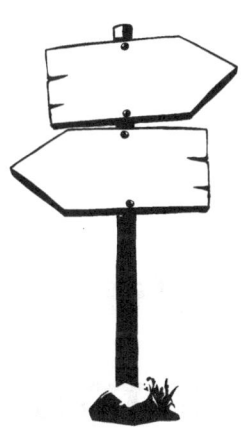

La vida es como un viaje sin meta.
Lo que cuenta es el camino.

Isabel Allende

Querido Papá:
la vida es como un viaje,
una aventura apasionante,
una larga travesía a un
destino desconocido.

La vida es así.

De las decisiones que tomemos, de cómo lo preparemos
y lo afrontemos va a depender cómo nos vaya en este viaje.
Desde muy niños nos enfrentamos a momentos emocionantes, alegres,
divertidos y a veces dolorosos. Algunos los elegimos nosotros, otros llegan solos.
El amor, la amistad, el miedo, la sorpresa, el llanto, las risas y muchos otros
momentos de nuestro viaje, son únicos e irrepetibles.

Es nuestro viaje, nosotros lo pensamos, lo soñamos y lo vivimos.
Este viaje, la vida, es nuestro mayor regalo y lo tenemos que aprovechar.
¿Y qué mejor forma de hacerlo que aprendiendo de los mayores?
Así que, querido papá, este libro es un regalo para ti…
¡pero sobre todo también es un gran regalo para nosotros!

Los recuerdos y las experiencias de tu viaje son muy importantes
para nosotros y queremos que queden grabados en este libro.
Si respondes a las preguntas, escribirás tu historia, tu viaje,
la vida de una persona muy querida que conservaremos para siempre.
No te sientas obligado a responder todas las preguntas,
contesta solo las que quieras. Y si lo deseas, añade recuerdos, fotografías y dibujos.
Puedes escribir este libro solo, pero si quieres te ayudamos, así pasaremos
un poco de tiempo juntos y seremos muy felices de recordar contigo
tus mejores momentos del pasado.

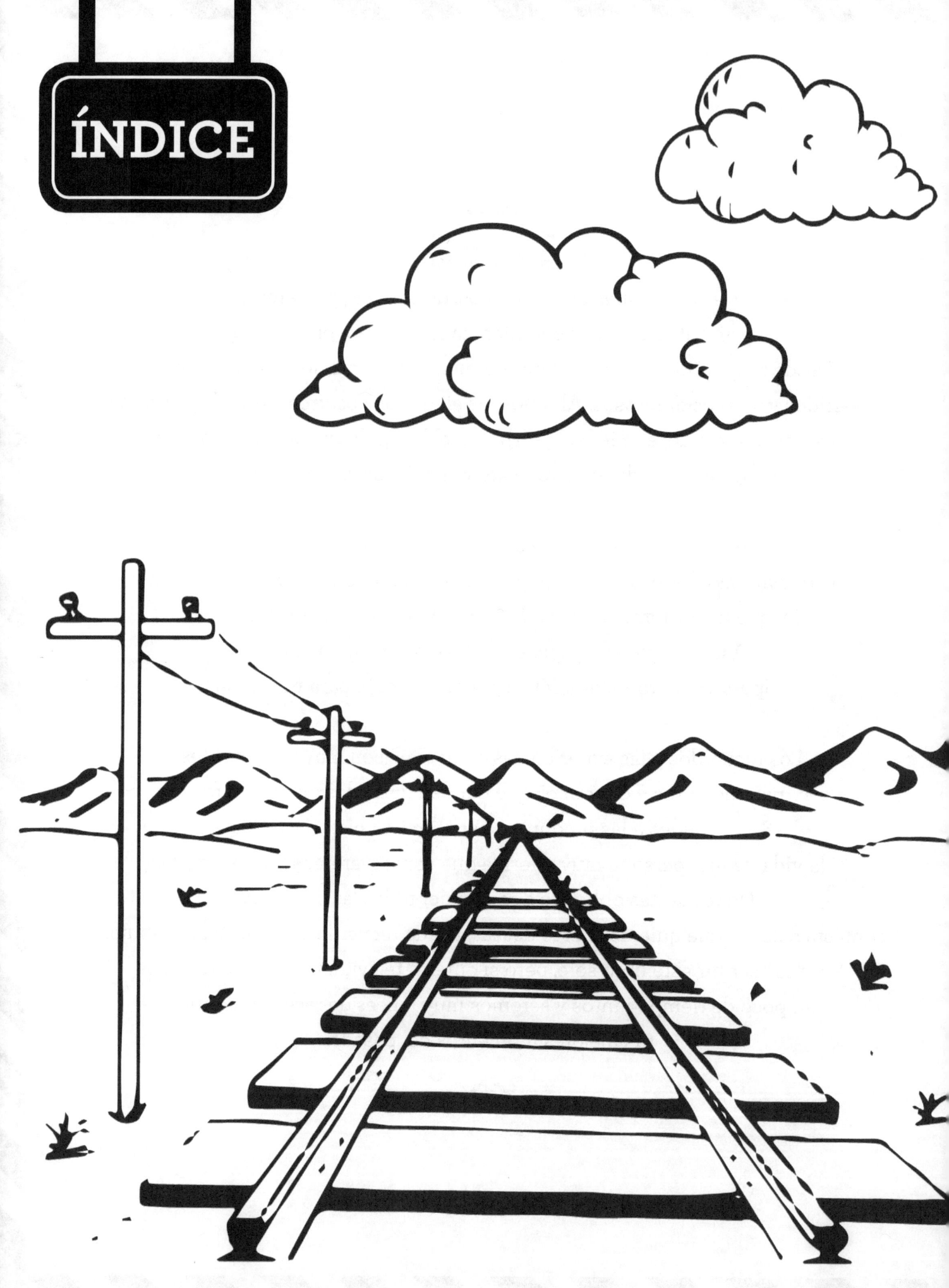

TUS RAÍCES
PÁGINA 10

- ÁRBOL GENEALÓGICO
- TUS PADRES
- TU NACIMIENTO

TU INFANCIA
PÁGINA 26

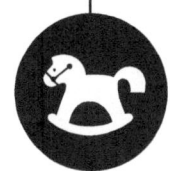

- TUS PRIMEROS RECUERDOS
- TUS HERMANOS
- TU COLEGIO
- TUS PRIMEROS AMIGOS

JUVENTUD Y ADOLESCENCIA
PÁGINA 46

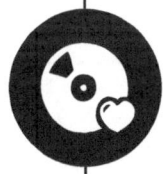

- TUS GUSTOS Y AFICIONES
- TU PRIMER AMOR
- TU TRABAJO

TU FAMILIA
PÁGINA 66

- TÚ Y LA MAMÁ
- TUS HIJOS

PRESENTE Y FUTURO
PÁGINA 84

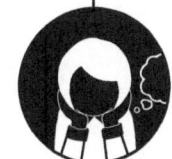

- TUS RAÍCES -

TUS RAÍCES

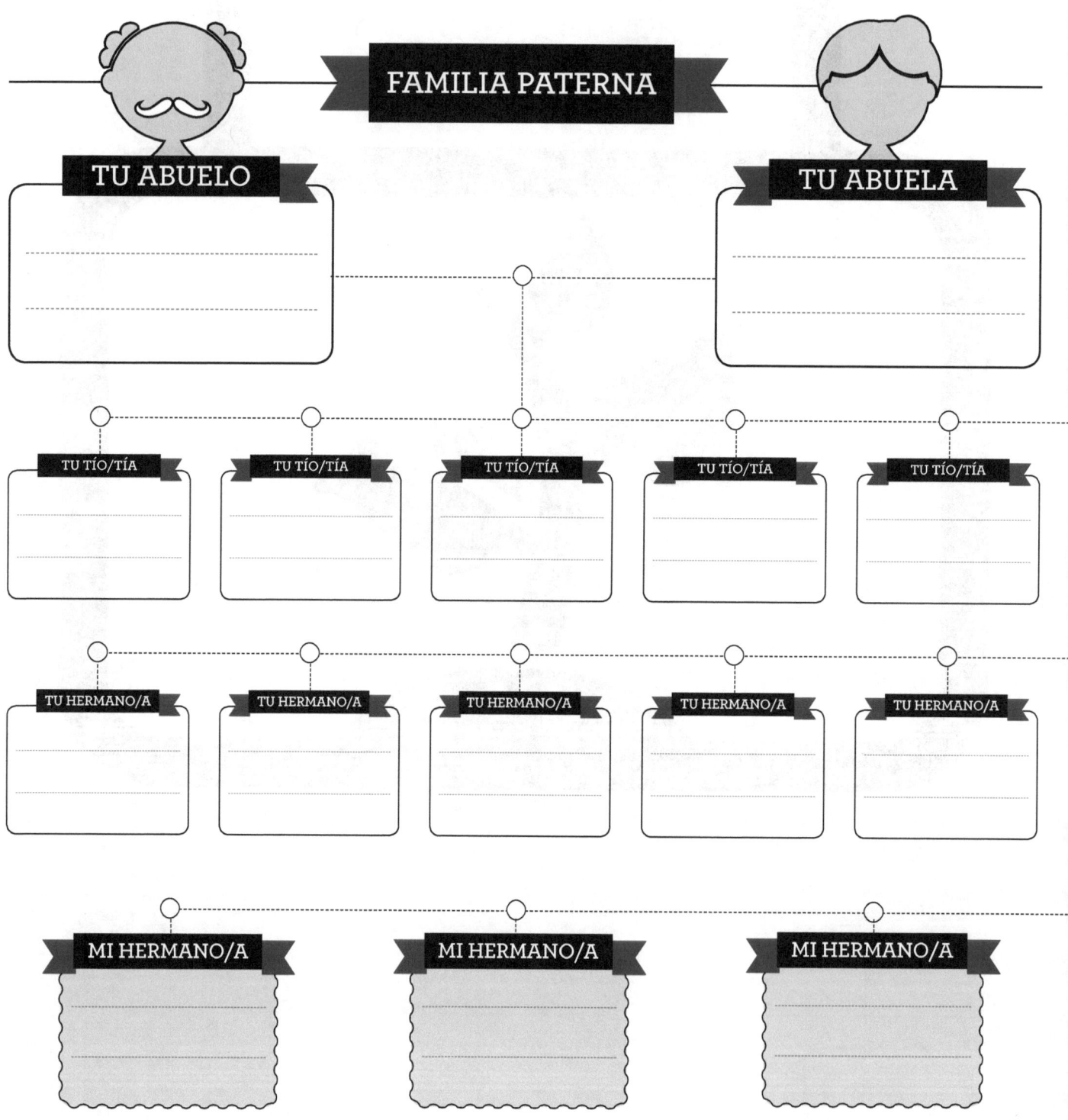

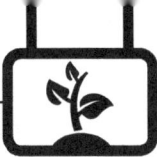

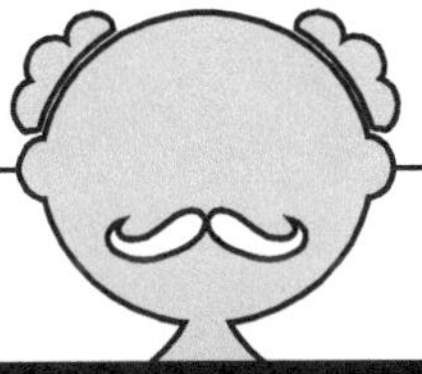

FAMILIA MATERNA

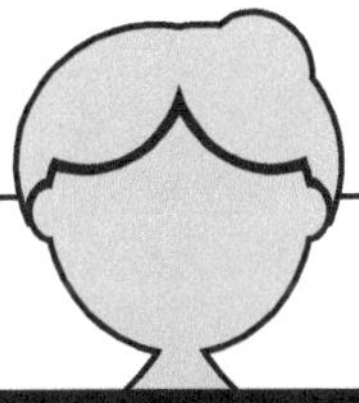

TU ABUELO

TU ABUELA

TU PADRE

TU MADRE

TU TÍO/TÍA

TU TÍO/TÍA

TU TÍO/TÍA

TÚ (PAPÁ)

LA MAMÁ

TU TÍO/TÍA

TU TÍO/TÍA

YO

MI HERMANO/A

MI HERMANO/A

TUS RAÍCES

¿Cuál es tu apellido y de dónde proviene?

¿Conoces la historia de su origen?

¿Cuál es tu nombre completo?

Escribe todos los apellidos que conozcas de tu familia.

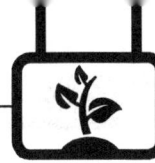

¿Por qué motivo te llamaron así?

¿Te llamas como alguna otra persona de la familia?

TUS RAÍCES

¿Cuál es el nombre completo de tus padres?
¿Dónde nacieron?

¿Qué recuerdos tienes de ellos de cuando eras niño?

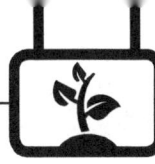

¿Sabes cómo se conocieron?

¿Qué acostumbraban a hacer en su tiempo libre?

TUS RAÍCES

¿Qué tipo de tradiciones celebraban?

¿Dónde pasaban sus vacaciones?

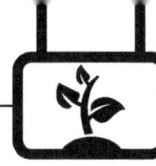

¿Conoces alguna anécdota o historia divertida sobre sus vidas?

¿Cuándo y dónde naciste? ¿Sabes alguna anécdota de ese momento?

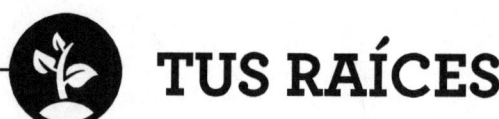

Usa las siguientes páginas para incluir fotos de *la familia*

Puedes añadir un título y una breve descripción, si quieres

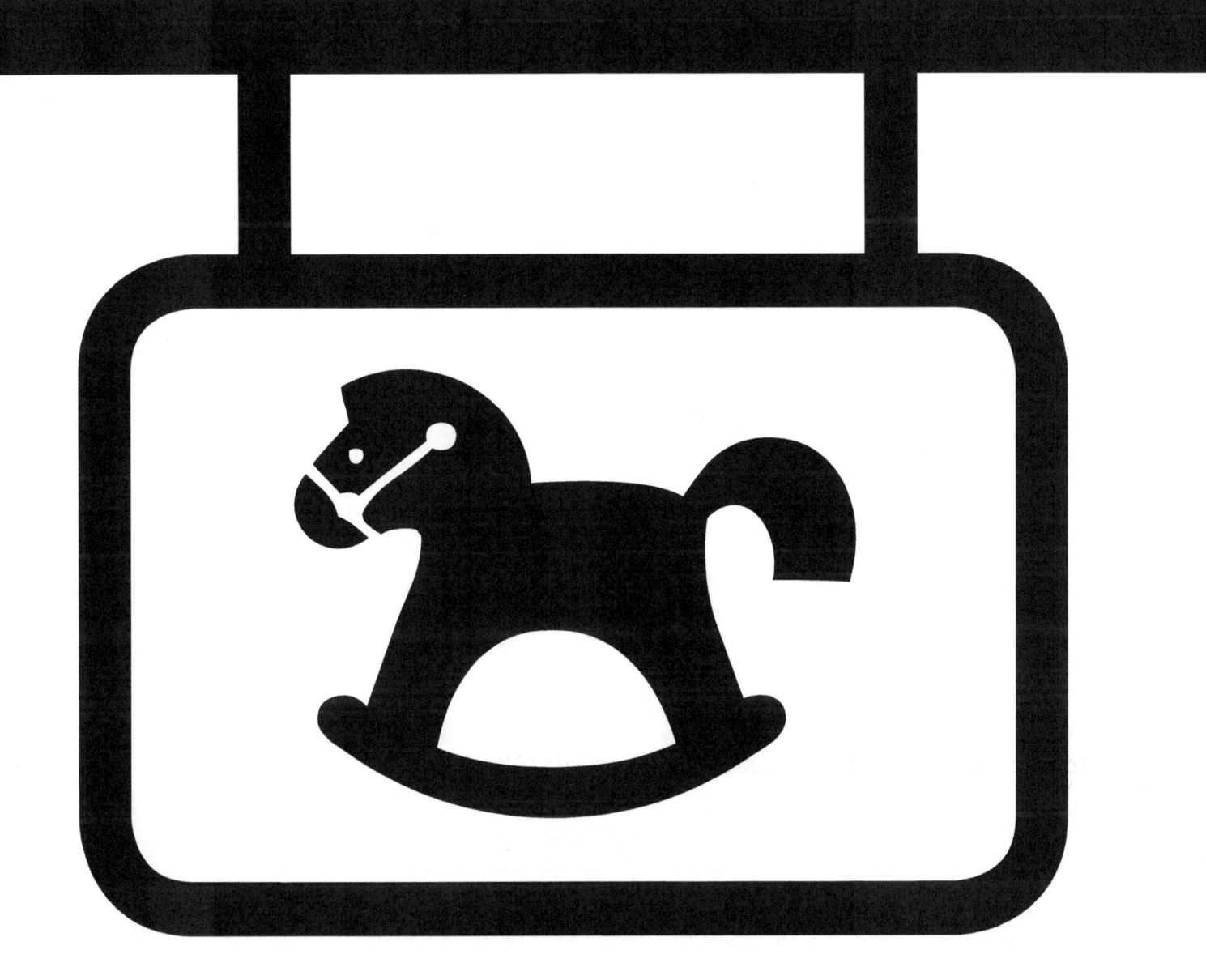

- TU INFANCIA -

TU INFANCIA

¿Cuáles eran tus juegos o juguetes favoritos?

¿Cómo se divertía la familia siendo tú un niño?

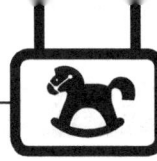

¿Dónde estaba la casa donde creciste y cómo la recuerdas?

¿En qué ciudades viviste?

TU INFANCIA

¿Cuál es la época más difícil que recuerdas haber vivido en casa?

¿Qué te daba miedo cuando eras pequeño?

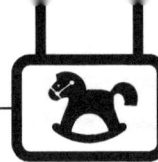

¿Qué canción te solían cantar tus padres?

¿Tuviste algún apodo mientras crecías?

TU INFANCIA

¿Cuando eras pequeño, practicabas algún deporte?

¿Tocabas algún instrumento?

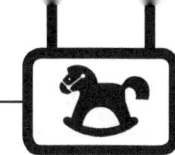

¿Tuviste alguna mascota?

Si es así, ¿cómo se llamaba y quién la cuidaba?

¿Qué querías ser de grande cuando eras niño?

TU INFANCIA

¿Cuáles son los nombres completos de tus hermanos y hermanas?

¿Con cuál te llevabas mejor de pequeño?

¿Puedes contarme alguna historia o recuerdo sobre ellos?

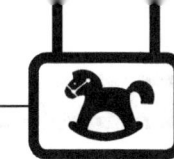

¿Te peleabas con tus hermanos y hermanas?

¿Hay alguna gamberrada que recuerdes de tu infancia?

TU INFANCIA

¿Te gustaba ir al cole? ¿A qué cole ibas?

¿Recuerdas algún profesor o alguna profesora en especial?

¿Y algún compañero o compañera?

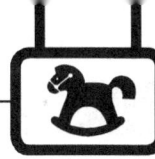

¿Cuál era tu asignatura favorita? ¿Por qué?

¿Te reñían mucho los profesores?

¿Qué hacían los profesores cuando te reñían?

TU INFANCIA

¿Cómo conociste a tus primeros amigos?

¿A qué solíais jugar?

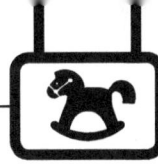

¿Dónde os gustaba pasar el tiempo?

¿Mantienes amistad con alguno o alguna de ellos?

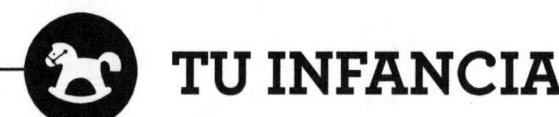 TU INFANCIA

Usa las siguientes páginas para incluir fotos de *tu infancia*

Puedes añadir un título y una breve descripción, si quieres

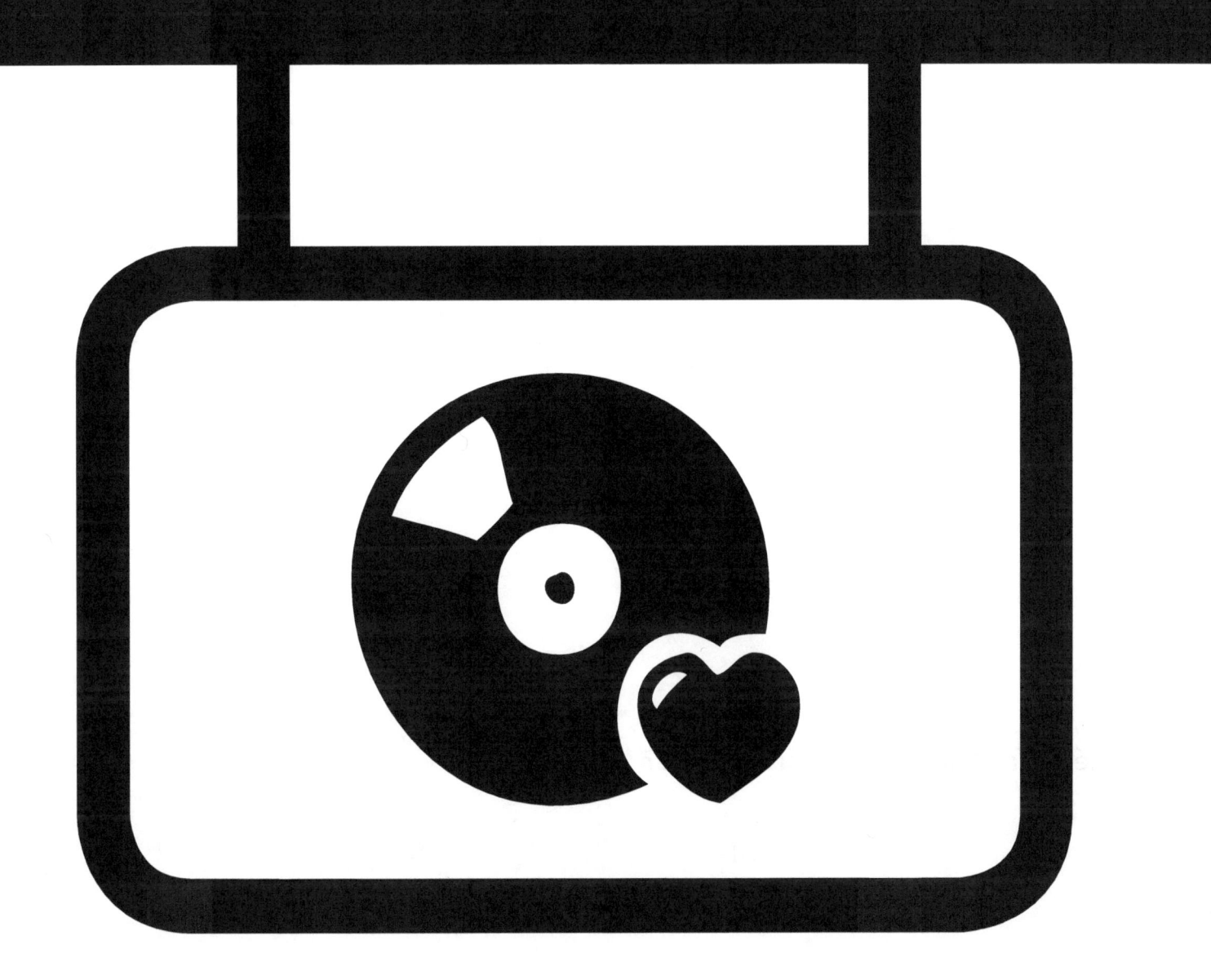

- JUVENTUD Y ADOLESCENCIA -

JUVENTUD Y ADOLESCENCIA

Describe cómo eras de joven

¿Qué solías hacer en tu tiempo libre?

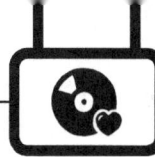

¿Qué caprichos te dabas?

¿Quién era tu mejor amigo o amiga?

JUVENTUD Y ADOLESCENCIA

¿Cuál fue la vez que más te metiste en problemas?

¿Cuál es la película que más te gustó ver en el cine?

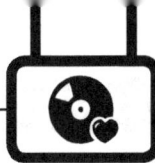

¿Y la canción que más bailaste?

¿Cuál es el viaje más lejano que hiciste? ¿Y el mejor que recuerdas?

JUVENTUD Y ADOLESCENCIA

¿Recuerdas la primera vez que fuiste a votar?

¿Recuerdas a tu familia hablar de política?

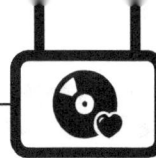

¿Has vivido algún acontecimiento histórico importante?

¿Cuál es la noticia o el momento histórico que más te impactó?

JUVENTUD Y ADOLESCENCIA

¿Quién fue tu primer amor? ¿Cómo fue tu primera cita?

¿Cuántas veces te has enamorado?

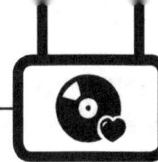

¿Cuál ha sido la mayor locura que has hecho por amor?

¿Alguna vez te han roto el corazón?

JUVENTUD Y ADOLESCENCIA

¿A qué edad empezaste a trabajar? ¿Qué trabajos has realizado?

¿Cómo te decidiste por tu profesión?

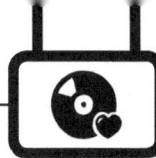

¿Cuál ha sido el trabajo que más te ha gustado?

¿Cuál fue el momento más divertido que recuerdas de tu trabajo?

JUVENTUD Y ADOLESCENCIA

¿Cuál fue tu primer sueldo y cómo lo usaste?

¿Te llevabas bien con tus compañeros de trabajo?
¿Conservas amistad con alguno o alguna de ellos?

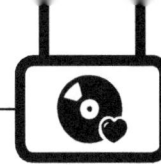

¿Has tenido o tienes buenos jefes?

¿Cuál fue el peor trabajo que tuviste?

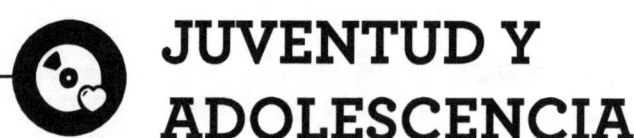

JUVENTUD Y ADOLESCENCIA

Usa las siguientes páginas para incluir fotos de *tu juventud y adolescencia*

Puedes añadir un título y una breve descripción, si quieres

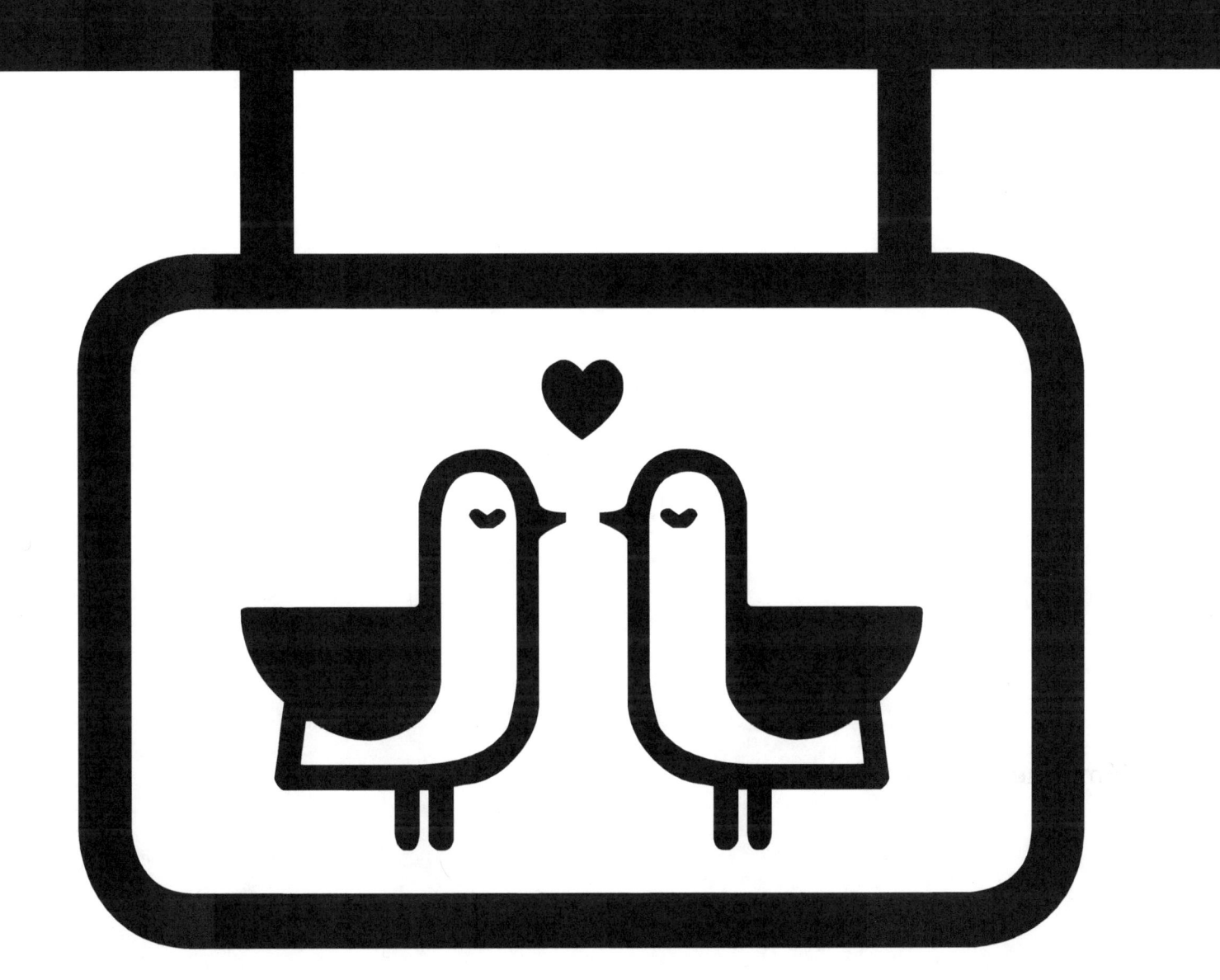

- TU FAMILIA -

TU FAMILIA

¿Cómo conociste a mamá?

¿Cómo fue vuestra primera cita?

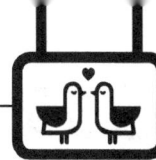

¿Dónde vivíais cuando os conocisteis?

¿Habéis salido por mucho tiempo?

TU FAMILIA

¿A qué edad os casasteis o fuisteis a vivir juntos?

Sí os habéis casado, ¿Cómo lo celebrasteis?

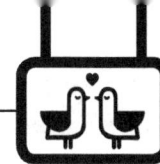

¿Cómo descubriste que ibas a ser papá? ¿Qué edad tenías?

¿Pensabas que sería una niña o un niño?

TU FAMILIA

¿Qué nombres habías pensado para mí?

¿Cómo fue el día en que nací?

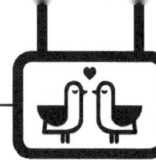

¿Cuál es el momento que más recuerdas de ese día?

¿Recuerdas cuál fue la primera cosa que me diste para comer? ¿Me gustó?

TU FAMILIA

¿Cuándo dí mis primeros pasos? ¿Estabas conmigo?

¿Recuerdas algún momento difícil de mi infancia?

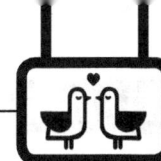

¿Qué era lo que más te gustaba hacer conmigo?

¿Qué es lo más extraño que hice de pequeño/a?

TU FAMILIA

¿Cuándo te hago reír?

¿Cuándo te hago enfadar?

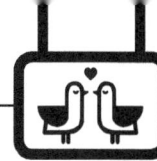

¿Qué viaje hicimos juntos que no se te olvidará?

¿Qué consejo me darías para ser feliz?

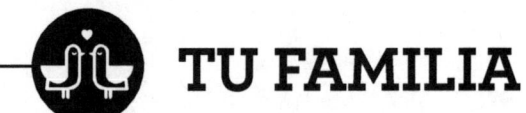

TU FAMILIA

Usa las siguientes páginas para incluir fotos de *tu familia*

Puedes añadir un título y una breve descripción, si quieres

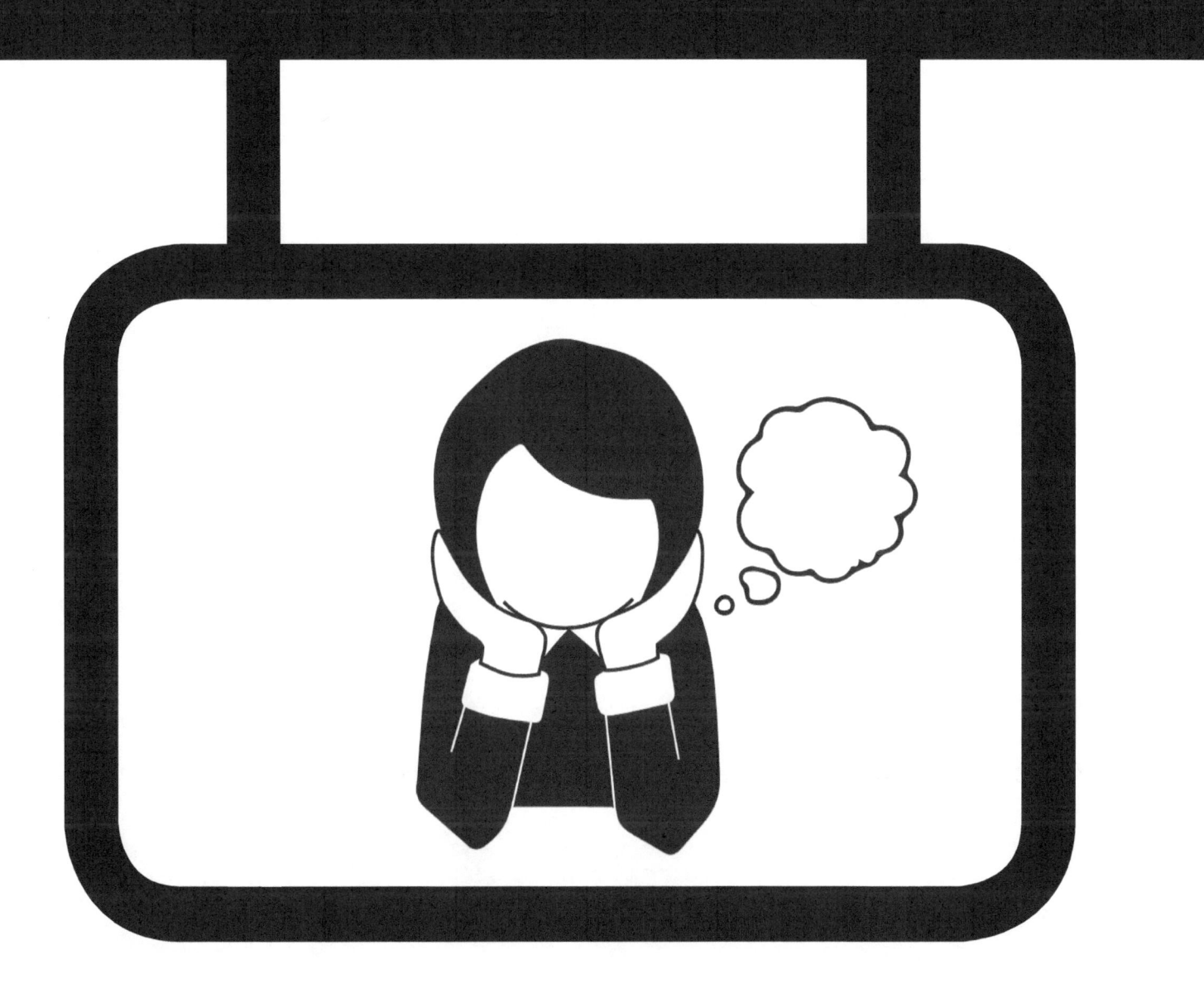

- PRESENTE Y FUTURO -

PRESENTE Y FUTURO

¿Cuál ha sido el momento más feliz de tu vida?

¿Hay algo que siempre has querido hacer y aún no hiciste?

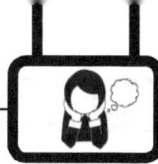

¿A qué sitio del mundo no fuiste y siempre has querido ir?

De los que has visitado, ¿cuál ha sido tu favorito?

PRESENTE Y FUTURO

¿De qué te arrepientes? ¿Cambiarías algo de tu vida?

Si pudieras cambiar algo de ti, ¿qué sería?

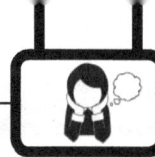

¿Qué deseas para tus hijos/as?

¿Cuál es el mejor consejo que me puedes dar?

PRESENTE Y FUTURO

¿A quién echas de menos?

¿Qué persona cambió el rumbo de tu vida?

¿Cuáles fueron las decisiones más difíciles que tuviste que tomar?

¿Cuál es la experiencia más difícil que has vivido?

PRESENTE Y FUTURO

¿Qué es lo que más te gusta hacer ahora?

¿A qué personaje histórico te habría gustado conocer?

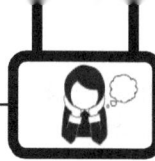

¿Cuál es tu libro favorito?

¿Qué música te gusta escuchar ahora?

PRESENTE Y FUTURO

¿Qué envidias de los niños y niñas de ahora?

¿Cuál es tu película o serie favorita?

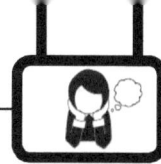

¿Qué es para ti un día perfecto?

¿Sabes ya si el huevo llegó antes que la gallina, o la gallina antes que el huevo?

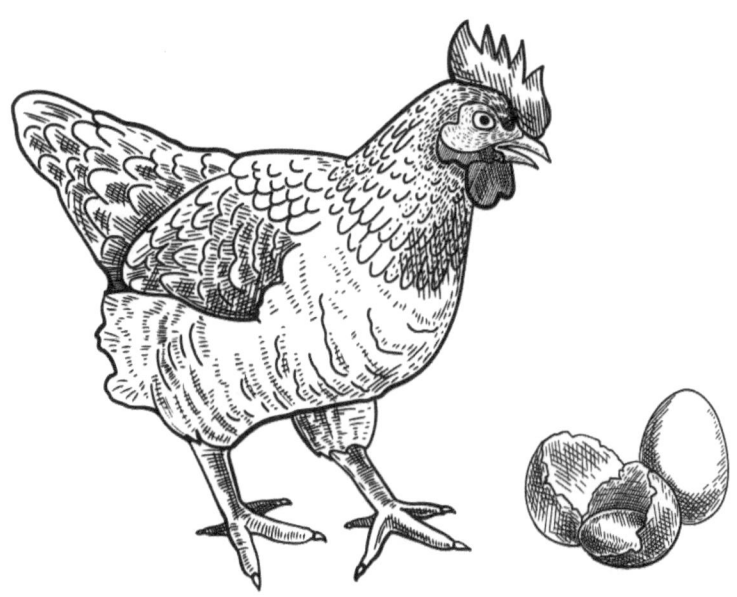

Usa las siguientes páginas para añadir más preguntas, si quieres

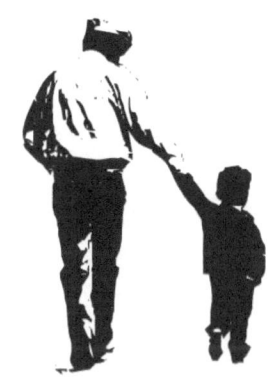

*Nunca vayas de viaje
con alguien a quién no amas.*

Ernest Hemingway

Made in United States
Troutdale, OR
06/14/2024